MANUEL

DES

MALADIES

OUVRAGE VÉTÉRINAIRE

A LA PORTÉE DE TOUT LE MONDE ET D'UNE GRANDE UTILITÉ

AUX CULTIVATEURS, BERGERS ET MARÉCHAUX.

CE TRAVAIL COMPREND

LA DESCRIPTION DE TOUTES LES MALADIES

LA MANIÈRE DE LES RECONNAITRE, DE LES TRAITER,

ET DE

CONFECTIONNER SOI-MÊME LA MAJEURE PARTIE DES MÉDICAMENTS.

PAR E. SIMON

Ancien Élève de l'École impériale vétérinaire d'Alfort.

EPERNAY

IMPRIMERIE DE NOEL-BOUCART, RUE DE CHALONS, 17.

—

1856

MANUEL

DES

MALADIES

OUVRAGE VÉTÉRINAIRE D'UNE GRANDE UTILITÉ

AUX CULTIVATEURS, BERGERS ET MARÉCHAUX

PAR E. SIMON

Ancien Élève de l'École vétérinaire d'Alfort.

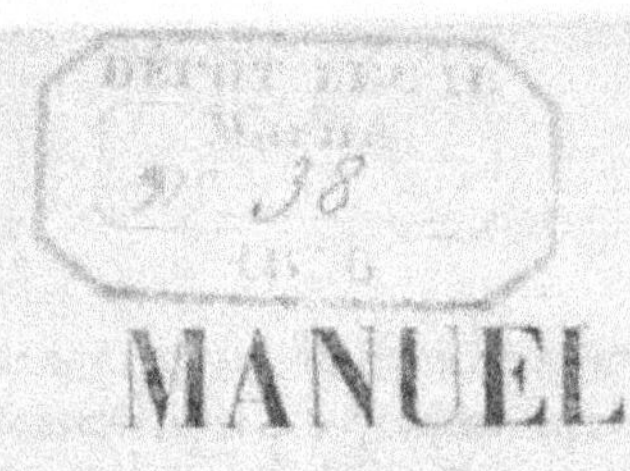

La plupart des auteurs, qui ont écrit sur les maladies qui attaquent les animaux domestiques, n'ont pas atteint le but désiré ; ils se renferment trop souvent dans les mots scientifiques, et ils deviennent par-là peu compris de la majeure partie des cultivateurs, bergers ou maréchaux. En effet, nous remarquons chez certains, pour une rhinite, pour une mastoïte, etc. : Prenez une poignée de ceci, une pincée de telle ou telle chose. Mais, pour l'homme qui n'a pas étudié spécialement la médecine, qu'est-ce que c'est qu'une rhinite ? une mastoïte ? Sont-ce des maladies de la tête ou de la queue ? C'est ce que l'on ne sait pas, et on se trouve par-là possesseur d'un ouvrage qui ne sert absolument à rien. Le Manuel des Maladies remédie à cela : il vous dira aussi rhinite ; mais, au-dessous, rhume de cerveau ; mastoïte, ou maladie du pie ou des mamelles ; de cette manière tout le monde peut comprendre le siége du mal. Il vous donnera, en outre, les causes qui provoquent les maladies, les symptômes qui les font reconnaître, et la manière de les traiter soi-même.

Le Manuel des Maladies est divisé en cinq parties : la première comprend *l'irritation, la congestion, l'inflammation, la saignée, les sétons et tous les vices rédhibitoires*, avec la loi qui

1856

les régit, la manière de se conduire et de se mettre en règle, et
les ruses que peuvent employer les marchands de chevaux
susceptibles de tromper l'acquéreur ; la deuxième comprend
toutes les *maladies contagieuses*, la manière de les reconnaître,
de préserver les animaux sains des affectés, et les lois et règlements qui les concernent ; la troisième traite de *toutes les autres
maladies de la tête*, *du cou*, *de la poitrine*, *du ventre*, *des jambes et des pieds* ; la quatrième offre un *petit traité de marécha-
lerie*, avec la description des différents fers applicables sur tel
ou tel pied malade ou vicieux ; enfin la cinquième donne un
petit traité de pharmacie, la manière de faire prendre les substances aux différents animaux, et les règles à suivre pour préparer
soi-même une bonne partie des médicaments employés. Enfin,
pour faciliter le lecteur à bien reconnaître les maladies, nous
donnerons à la table des matières les affections par régions ;
c'est-à-dire qu'à l'article *Tête*, nous donnerons toutes les maladies de la tête ; il en sera de même du ventre, des jambes et des
pieds, etc. De cette manière, lorsqu'un animal se présentera
avec une affection du cou, par exemple, le maître n'aura pas
besoin de se reporter aux maladies du pie, de l'estomac ou de
la queue, mais bien aux affections de la région, c'est-à-dire du
cou.

Le Manuel des Maladies paraît par livraison, tous les quinze
jours.

Prix de l'abonnement : 4 fr.

Ecrire franco à SIMON, Epiphane, à Orbais-l'Abbaye.

Epernay. — Imp. de Noel-Boutart.

MANUEL

DES

MALADIES

IRRITATION, — CONGESTION — ET INFLAMMATION.

La plupart des maladies qui affectent les animaux étant dues à l'inflammation, nous allons commencer ce petit travail par la description des phénomènes inflammatoires. Lorsqu'un des organes contenus dans la tête, la poitrine ou le ventre, doit devenir le siége d'une inflammation, il subit quelques modifications avant de s'enflammer ; d'abord il peut y avoir irritation, et cette irritation provenir d'une infinité de causes. Après l'irritation survient la congestion, ou l'afflux plus considérable de sang dans l'organe affecté ; enfin, si la cause qui a déterminé l'irritation ou la congestion a été assez forte ou maintenue assez longtemps pour qu'il y ait destruction des tissus où le sang circule, il y a inflammation. Pour mieux nous faire comprendre, nous allons donner un exemple : Qu'un homme reçoive un soufflet sur la joue, nous voyons aussitôt cette région rougir par l'afflux du sang dans les petits vaisseaux et cette couleur disparaître peu de temps après, c'est l'irritation ; mais si, au lieu de recevoir un soufflet, il en reçoit six ou sept à la même place, oh, alors, la joue se tuméfiera, deviendra rouge-bleuâtre, et le sang restera en masse dans les vaisseaux pour ne disparaître qu'au bout d'un certain temps ; ces phénomènes constituent la congestion. A cette seconde période succède l'inflammation, et pour l'expliquer, au lieu de six ou sept soufflets, nous allons en supposer vingt. Voici ce qui se passera : la joue sera tuméfiée, rouge, chaude et sensible. 1° Le gonflement est dû à la plus grande quantité de globules sanguins dans la partie et à la sérosité (eau rousse) déposée dans les mailles celluleuses de la région ; 2° la rougeur, au sang qui s'y trouve en plus grande quantité ; 3° chaleur, elle est due à la combinaison nutritive ; 4° enfin la douleur, à ce que les filets nerveux qui se trouvent dans la région sont serrés par le gonflement de la partie malade.

Ce que nous venons d'expliquer au sujet de l'irritation, de la congestion et de l'inflammation survenues à la suite d'un soufflet, peut se produire de la même manière sur les autres organes de l'économie. C'est ainsi, par exemple, qu'un air froid et vif introduit dans les poumons (fressure) peut déterminer l'irritation ou l'inflammation de cet organe, suivant que l'air aura agi plus ou moins de temps ou avec une intensité plus ou moins grande ; enfin l'introduction de plantes âcres, de substances irritantes, dans la bouche, l'estomac, les intestins, déterminera aussi l'inflammation de ces mêmes organes.

Au sujet de l'irritation, nous avons fait une comparaison peu juste ; mais, pour y parvenir, il faudrait entrer dans la description d'instruments et de détails qui deviendraient peu clairs pour le lecteur.

SAIGNÉE.

S'il est vrai que presque toutes les maladies sont dues à l'inflammation, et que l'accumulation du sang dans un organe ou une région de l'économie constitue cette dernière, il est évident qu'en pratiquant une saignée on di-

minne la quantité de sang apporté dans l'organe malade,
et qu'on doit parvenir plus facilement à la guérison de
l'affection.

La saignée est donc une opération qui consiste à ex-
traire d'un vaisseau une quantité plus ou moins grande
de sang. Elle est dite artérielle lorsque l'opération est
pratiquée sur une artère (sang rouge), veineuse si elle a
été faite sur une veine (sang noir), et capillaire si les
vaisseaux ouverts sont très petits. Quand on veut pratiquer une saignée, quatre objets sont nécessaires : 1° une
lancette ou flamme ; 2° un pot pour recueillir et examiner
le sang ; 3° un bâtonnet pour frapper sur l'instrument
tranchant ; 4° une épingle et un faisceau de crins pour
arrêter le sang. Pour pratiquer une saignée dans les
règles voulues, on reconnaît aussi quatre temps : le premier consiste à mettre le vaisseau en évidence ; on y
parvient en interceptant le passage du sang avec le doigt
(ce qui vaut mieux) ou avec une corde ; 2° le vaisseau
étant mis en évidence on passe à l'incision, qui est le se-
cond temps ; pour cela on prend la flamme entre le pouce
et l'index, de manière à ce que les chasses reposent sur
la paume de la main ; ceci fait, on approche la partie
tranchante de la flamme du vaisseau gonflé, et, à l'aide
d'un bâtonnet, on frappe un coup sec sur le dos de l'instrument ; le coup que l'on donne doit être mesuré suivant
la grosseur du bâtonnet et l'épaisseur de la peau ; 3° après
l'incision vient l'écoulement ; si l'opération a été bien
faite, le sang coule en jet continu en décrivant une ligne
courbe ; 4° à ce temps succède l'hémostase, c'est-à-dire
qu'il faut arrêter le sang : on y parvient en perçant les
deux lèvres de la plaie à l'aide d'une épingle, et on main-
tient le tout avec un double nœud fait avec les crins.

Toutes les saignées ne se pratiquent pas aux mêmes endroits chez les animaux. Le cheval se saigne à l'œil, au palais, au cou, à l'avant-bras, à la veine de l'éperon et au plat de la cuisse. Le bœuf se saigne ordinairement au cou et à la queue; le mouton au-dessus de l'œil et au cou; le chien au cou et au jarret. On fend l'oreille du porc ou on lui coupe la queue, car la graisse, toujours grande dans les animaux de ce genre, referme aussitôt l'ouverture faite à un vaisseau. Les volailles se saignent sous l'aile.

DES SÉTONS.

Après les saignées nous sommes appelés à traiter des sétons, comme l'un des plus puissants révulsifs de l'inflammation. Le savant Dupuytren a dit, « que de deux maladies existant sur le même sujet, la plus forte l'emporte sur la plus faible. » Or, si on se base sur cet aphorisme remarquable et que l'on suppose un organe atteint d'inflammation, en plaçant un séton sur la région la plus rapprochée du mal on déterminera une inflammation artificielle qui combattra la première; c'est ainsi, par exemple, qu'en plaçant un séton au poitrail on guérit très-souvent des rhumes d'ancienne date et beaucoup d'autres affections légères.

Les sétons sont donc des exutoires que l'on place dans certaines régions du corps pour y déterminer une inflammation suppurative; ils reçoivent différents noms suivant les substances que l'on emploie. On les dit simples lorsqu'on se sert d'un ruban seulement; animés ou médicamenteux, lorsque le ruban est hérissé de crins coupés dans certains endroits, ou bien si l'on a mis préalablement de l'onguent vésicatoire sur ce ruban; trochisques, lorsqu'à l'aide d'un bistouri on décolle la peau et que l'on dépose dans cet endroit un sachet de sublimé ou des racines d'ellébore. Pour appliquer un séton on prépare une aiguille dite de ce nom, un ruban et un bistouri convexe ; ceci fait, on choisit la région sur laquelle on veut placer l'exutoire, et, à l'aide du bistouri, on pratique une incision d'un centimètre et demi environ, et l'on coule, par cette ouverture, l'aiguille entre cuir et chair, en ayant soin de tirer la peau en avant de la pointe de l'instrument. Une fois que l'on suppose le séton assez long, on interpose un corps résistant entre la peau et la pointe de l'aiguille, et l'on fait franchir à cette dernière l'épaisseur du cuir ; le ruban est placé dans l'une des ouvertures situées aux extrémités de l'aiguille et substitué à la place de l'instrument. Il faut bien se garder de lier ensemble les deux extrémités du ruban, car certains animaux peuvent se prendre dans un corps environnant et se déchirer la peau ; eux-mêmes, en voulant tirer le séton avec leurs dents, provoqueraient le même accident. Il suffit, pour le prévenir, de faire un gros nœud à chaque extrémité du ruban.

Ce serait peut-être le moment ici de parler de certains agents qui, employés sur des régions particulières, peuvent aussi faire disparaître l'inflammation ; mais nous en traiterons en particulier dans les maladies qui les réclament et dans la pharmacie.

DES VICES RÉDHIBITOIRES
CHEZ LES ANIMAUX DOMESTIQUES.

*Texte de la loi concernant les vices rédhibitoires dans les ventes
et échanges d'animaux domestiques.*

(Insérée au n° 571 du *Bulletin des Lois*, le 26 mai 1838.)
Au palais des Tuileries le 20 mai 1838.

LOUIS-PHILIPPE, etc.

ARTICLE PREMIER.

Sont réputés vices rédhibitoires, et donneront seuls ouverture à l'action résultant de l'art. 1641 du Code civil, dans les ventes ou échanges des animaux domestiques ci-dessous dénommés, sans distinction des localités où les ventes et échanges auront eu lieu, les maladies ou défauts ci-après, savoir :

Pour le cheval, l'âne et le mulet.

La fluxion périodique des yeux,
L'épilepsie ou le mal caduc,
La morve,
Le farcin,
Les maladies anciennes de poitrine ou vieilles courbatures,
L'immobilité,
La pousse,
Le cornage chronique.
Le tic sans usure des dents,
Les hernies inguinales intermittentes,
La boiterie intermittente pour cause de vieux mal.

Pour l'espèce bovine.

La phthisie pulmonaire ou pommelière,
L'épilepsie ou mal caduc,
Les suites de la non-délivrance,   après le part chez
Le renversement du vagin ou de l'utérus.   le vendeur.

Pour l'espèce ovine.

La clavelée : cette maladie reconnue chez un seul animal, entraînera la rédhibition de tout le troupeau.

La rédhibition n'aura lieu que si le troupeau porte la marque du vendeur,

Le sang de rate : cette maladie n'entraînera la rédhibition du troupeau qu'autant que, dans le délai de la garantie, sa perte constatée s'élèvera au quinzième au moins des animaux achetés.

Dans ce dernier cas, la rédhibition n'aura lieu également que si le troupeau porte la marque du vendeur.

ART. 2.

L'action en réduction du prix, autorisée par l'art. 1644 du Code civil, ne pourra être exercée dans les ventes et échanges d'animaux énoncés en l'art. 1er ci-dessus.

ART. 3.

Le délai pour intenter l'action rédhibitoire sera, non compris le jour fixé pour la livraison :

De trente jours pour le cas de fluxion périodique des yeux et d'épilepsie ou mal caduc;

De neuf jours pour tous les autres cas.

ART. 4.

Si la livraison de l'animal a été effectuée ou s'il a été conduit, dans les délais ci-dessus, hors du lieu de domicile du vendeur, les délais seront augmentés d'un jour par cinq myriamètres de distance du domicile du vendeur au lieu où l'animal se trouve.

ART. 5.

Dans tous les cas, l'acheteur, à peine d'être non-recevable, sera tenu de provoquer, dans les délais de l'art. 3, la nomination d'experts chargés de dresser procès-verbal; la requête sera présentée au juge de paix du lieu où se trouvera l'animal.

Ce juge nommera immédiatement, suivant l'exigence des cas, un ou trois experts, qui devront opérer dans le plus bref délai.

ART. 6.

La demande sera dispensée du préliminaire de conciliation, et l'affaire instruite et jugée comme matière sommaire.

ART. 7.

Si, pendant la durée des délais fixés par l'art. 3, l'animal vient à périr, le vendeur ne sera pas tenu de la garantie, à moins que l'acheteur ne prouve que la perte de l'animal provient de l'une des maladies spécifiées dans l'article 1er.

ART. 8.

Le vendeur sera dispensé de la garantie résultant de la morve et du farcin pour le cheval, l'âne et le mulet, et de la clavelée pour l'espèce ovine, s'il prouve que l'animal, depuis la livraison, a été mis en contact avec des animaux atteints de ces maladies.

Il n'est guère de cultivateurs qui, chaque année, ne soient appelés à acheter ou troquer des animaux ; nous avons donc cru indispensable de parler de la loi du 20 mai 1838, afin de les mettre en garde contre certaines manœuvres qu'invoquent souvent les hommes de mauvaise foi.

Presque tous les habitants des campagnes, appelés à faire l'acquisition d'un cheval, réclament du vendeur un certificat, qui, dans l'immense majorité des cas, ne leur sert à rien. En effets, certains sont ainsi conçus : « Je reconnais avoir vendu à M. B... un cheval ou jument de telle couleur, âgé de tant, moyennant telle somme; je lui garantis tous vices rédhibitoires pendant les délais voulus. » Un tel certificat ne signifie rien. On n'a pas besoin d'un écrit du vendeur pour faire reprendre dans les délais un animal atteint d'un vice rédhibitoire, la loi le force d'annuler le marché, de reprendre son animal et d'en restituer le prix. D'autres exigent un écrit garantissant la pousse, le cornage et le tic seulement ; celui-ci est plus mauvais que le premier, car le vendeur peut dire qu'il vous a vendu l'animal avec tel défaut et que vous avez consenti au marché pourvu qu'il n'ait pas l'un des trois vices stipulés sur le billet. Il est quelquefois bon de demander au vendeur un écrit ; mais c'est lorsque l'on veut faire garantir au marchand un vice qui n'est pas mentionné dans la loi, comme, par exemple, la méchanceté, la peur, ou bien qu'on demande un animal qui puisse remplir tel ou tel service, ou encore une prolongation de garantie, quinze jours au lieu de neuf; dans ce cas l'écrit doit être simple, clair, sans ambiguité. Il arrive assez souvent qu'un cheval, ou un autre animal, se présente avec un cas douteux, c'est là alors qu'une prolongation de garantie est nécessaire; dans ce cas, il faut bien se garder de recevoir cette prolongation écrite par la femme du vendeur, à moins qu'elle ne soit *autorisée* par son mari; car sans cela le marchand peut ne pas reconnaître ce que sa femme a fait, et l'on se trouve, sans y penser, dépossédé de ses droits. Il existe encore certaines manœuvres qu'emploient les maquignons pour tromper l'acquéreur; nous les ferons connaître à la suite de la description des vices.

BOITERIE INTERMITTENTE POUR CAUSE DE VIEUX MAL.

On désigne sous le nom de boiterie, une irrégularité dans les fonctions de la locomotion. La boiterie est continue ou intermittente; cette dernière seule est vice rédhibitoire si la cause est un vieux mal. La boiterie intermittente est dite à chaud, lorsque l'animal en sortant de l'écurie ne boite pas du tout et que la claudication apparaît après un exercice plus ou moins long, pour redisparaître après un certain repos; elle est dite à froid, au contraire, lorsque l'animal boite en sortant de l'écurie et qu'elle disparaît au bout d'un travail qui varie pour le temps, pour reparaître ensuite après un repos. Une fois l'intermittence reconnue, il faut savoir si elle provient d'un vieux mal ou d'un récent; on y parvient en cherchant dans le membre malade s'il n'y a pas de plaie, de grosseur, d'empâtement nouveaux, qui puissent provoquer la claudication; si on ne reconnaît rien, c'est que le mal est ancien, et par conséquent vice rédhibitoire. Le traitement d'une boiterie intermittente pour cause de vieux mal est donc nul, car sans cela le vendeur qui, presque toujours, connait les défauts de son animal, aurait fait traiter l'affection.

LE CORNAGE CHRONIQUE.

On désigne sous le nom de cornage une affection caractérisée par un sifflement qui se fait entendre dans l'acte de la respiration. Le cornage peut être temporaire ou permanent : il est temporaire, lorsqu'il est dû à une maladie aiguë, comme un mal de gorge assez intense, par exemple ; il est permanent, et alors vice rédhibitoire, lorsqu'il dépend d'une maladie chronique. Les causes qui déterminent cette affection sont assez nombreuses ; ainsi une angine mal soignée (mal de gorge) ; la présence de polypes dans le nez (productions charnues) ; l'aplatissement ou le rétrécissement de la trachée (gorgeron) ; la fracture des os du nez, etc. Enfin, lorsqu'on donne pendant assez de temps une plante appelée gesse-chiche, on provoque le cornage chronique. Le symptôme qui le fait reconnaître, est un sifflement plus ou moins aigu que l'on entend presque toujours pendant l'exercice de l'animal. Le traitement du cornage temporaire est le traitement de la maladie aiguë qui l'occasionne ; une fois cette affection guérie, le cornage disparaît aussi ; quant au cornage chronique, il est incurable dans l'immense majorité des cas. Les marchands provoquent souvent un rhume en faisant respirer un gaz irritant, pour faire croire que le cornage est dû à une maladie aiguë ; dans ce cas il est bon de se mettre en règle et de demander une prolongation.

ÉPILEPSIE OU MAL CADUC, — HAUT MAL.

L'épilepsie est une maladie qui est rangée dans la catégorie des maladies nerveuses ; elle ne s'annonce par aucun signe précurseur, et disparaît sans laisser de trace du mal qui vient de se passer, si ce n'est quelques égratignures ou écorchures que l'animal, en tombant ou en se débattant, peut s'être faites. Les causes sont complètement inconnues, seulement il est clairement prouvé aujourd'hui que cette affection est héréditaire. Les symptômes qui caractérisent cette lésion nerveuse sont faciles à reconnaître : tout-à-coup l'animal s'arrête, chancelle un moment, et tombe en se livrant à des mouvements désordonnés; les mâchoires sont fortement contractées, et les dents frottent assez rudement les unes contre les autres pour déterminer un bruit connu sous le nom de grincement; une écume abondante sort en bouillonnant par la bouche; les yeux pirouettent dans leur orbite, et la respiration devient tellement difficile qu'on croirait au premier abord que l'animal va mourir. Ces symptômes durent quelques minutes, après lesquelles l'animal se relève ayant un air stupide, il semble étranger à tout ce qui l'entoure; puis enfin tout disparaît peu à peu, et la bête reprend son travail ordinaire.

Le traitement est nul.

MORVE CHRONIQUE.

La morve et le farcin étant deux maladies identiques, nous les avons placées l'une auprès de l'autre pour la description. La morve est sans contredit l'affection la plus terrible qui attaque l'espèce chevaline; elle se présente à l'état chronique et aigu.

Les causes qui donnent lieu à la morve sont très-nombreuses, mais la plus redoutable c'est la contagion; cependant les affections qui ont donné beaucoup de pus, comme les eaux-aux-jambes, le crapaud, les maladies de garrot, celles de la nuque, peuvent être considérées,

avec juste raison, comme causes de la morve. Un travail
forcé, une écurie humide, une mauvaise nourriture, une
maladie de peau ancienne, comme la gale, par exemple,
et enfin un rhume négligé, sont autant de causes qui
provoquent la morve.

Les symptômes qui caractérisent cette affection se ré-
duisent à trois principaux : 1° engorgement dur avec
adhérence à l'os et à la peau, des ganglions situés sous la
ganache ; 2° jetage jaune-verdâtre le plus souvent par une,
quelquefois par les deux ouvertures nasales ; 3° présence
dans le nez, sur la cloison qui sépare les deux ouvertures,
d'ulcérations taillées à pic ; cette cloison est toujours pâle
et glacée ; cependant il est bon d'ajouter que, chez certains chevaux, la maladie avant d'apparaître avec les
trois symptômes stipulés plus haut, s'annonce quelquefois par un écoulement sanguin par l'une des ouvertures
nasales, d'autres fois c'est une boiterie dont le siége est
inconnu, ou bien c'est une toux qui ne veut pas disparaître, ou bien enfin c'est un engorgement douloureux
des testicules (parties) ; mais je me hâte de le dire, ces
quatre derniers symptômes ne sont pas toujours les avant-
coureurs certains de l'apparition de la morve. Le traitement se réduit à peu près à zéro ; car le nombre des
chevaux véritablement morveux guéris, est si petit, que
la maladie doit être regardée dans l'immense majorité des
cas, pour ne pas dire toujours, comme incurable. Mais, si
les moyens curatifs sont nuls, il n'en est pas de même
des préservatifs. Cette affection, étant essentiellement
contagieuse, se communique à tous les animaux avec lesquels l'animal qui en est affecté est en rapport ; à tous
ceux qui sont revêtus des harnais qui ont servi au malade ; à tous ceux qui ont bu, mangé ou cohabité ensem-

ble. Il est donc très urgent de garantir les chevaux sains d'un mal incurable et de sauver le propriétaire d'une prompte et affreuse ruine.

Aussitôt donc qu'un cheval se présentera avec l'un des symptômes mentionnés plus haut, il faut sans plus tarder le séparer des autres et ne le laisser communiquer avec aucun, jusqu'à ce qu'on soit convaincu de l'état réel du malade. Si enfin l'affection vient d'une des causes relatées plus haut, il faut chercher tous les moyens de l'éloigner.

La morve aiguë reconnaît les mêmes causes que la chronique, seulement elle en diffère par les symptômes suivants : l'engorgement au lieu d'être dur adhérent, est mou douloureux ; le jetage est souvent taché de stries sanguinolentes, la cloison nasale est rouge safranée, et les ulcérations entourées d'une auréole rougeâtre. Il est donc facile de distinguer la morve aiguë de la chronique en confrontant les symptômes entre eux ; cette dernière est de courte durée et peut se communiquer à l'homme.

FARCIN CHRONIQUE.

Le farcin, avons-nous dit, est une affection identique à la morve ; c'est-à-dire qu'avec une bête farcineuse on peut, par l'inoculation, communiquer la morve, et *vice versa*. Comme la morve, le farcin se présente sous deux types bien distincts : l'un chronique, l'autre aigu. La difficulté de guérir cette affection nous oblige de passer rapidement sur les symptômes et le traitement. Les causes sont les mêmes que celles de la morve. Le farcin se présente sous forme de boutons, de tumeurs, de cordes, et d'engorgements plus ou moins gros, quelles que soient les formes et les endroits du corps affectés ; ces tumeurs,

ces engorgements, sont durs au début et peu douloureux ;
plus tard, ils se ramollissent, percent et donnent écoulement à un pus ayant un aspect blanc-jaunâtre et glaireux.
La plaie, au lieu d'avoir une tendance à la guérison,
s'agrandit et revêt toutes les formes d'un ulcère ; plus tard
enfin, les boutons se propagent, les ganglions de la ganache, de l'aine, s'engorgent, et l'animal meurt peu de
temps après ; quelquefois même la morve se joint au farcin,
ou bien le type chronique passe promptement à l'aigu,
et l'animal est bientôt enlevé. Le farcin aigu est facile
à distinguer du chronique, il y a fièvre assez intense,
l'animal refuse de manger, les battements du cœur sont
tumultueux, et les cordes, les tumeurs, les boutons, au
lieu d'être durs et sans douleur, sont moux, empâtés et
très douloureux.

Le traitement du farcin aigu est à peu près nul. Quant
au farcin chronique, on peut arriver à certaines guérisons,
si toutefois on prend beaucoup de soin. Il faut, aussitôt
l'apparition des boutons ou des engorgements, faire des
incisions et cautériser profondément à l'aide d'un fer
rouge ; une petite promenade et une bonne nourriture
sont les conditions nécessaires pour achever la guérison.
Les précautions indiquées pour empêcher la contagion de
la morve sont applicables au farcin.

FLUXION PÉRIODIQUE OU LUNATIQUE. — MAL D'YEUX.

La fluxion périodique est une affection qui amène
presque toujours la perte de l'œil atteint ; cette maladie
est ainsi nommée parce que les accès qui la caractérisent
reviennent périodiquement tous les quinze jours ou trois
semaines ; elle est encore appelée lunatique parce que
l'on pensait autrefois que la lune influait sur le retour des

accès. Une des causes qui déterminent cette maladie, c'est le séjour des poulains dans les écuries froides, humides. Ceux qui vont paître le matin et le soir dans les marais, qui vivent sur le bord des cours d'eaux ; ceux enfin qui habitent les pays froids, boisés, contractent souvent la fluxion périodique. Dès le début, l'œil est gonflé, douloureux, chaud et rouge ; il est à demi-ouvert, quelquefois même entièrement fermé, et des larmes abondantes tombent pendant tout le cours de l'accès ; du troisième au cinquième jour, on aperçoit dans l'œil un trouble blanchâtre, du liquide contenu dans la chambre antérieure ; plus tard ce trouble devient plus blanc et tombe dans la partie antérieure de cette même chambre en revêtant une teinte feuille morte ; enfin l'œil se retrouble de nouveau pendant cinq ou six jours et redevient clair comme avant le mal. A la suite de tous ces accès, l'œil s'arrondit, devient plus petit que l'autre, et l'on remarque au fond de cet organe un corps blanc opaque, signe évident de la perte de la vue. Le traitement se réduit à peu de chose, les uns emploient la saignée avec les collyres plus ou moins astringents, d'autres passent des sétons sur les joues et lavent aussi les yeux avec 4 grammes de sulfate de zinc dissous dans un décilitre d'eau ; mais avec tout cela les animaux atteints de cette malheureuse affection, perdent très souvent la vue.

Quelquefois les marchands écorchent la paupière ou le dedans de l'œil pour susciter une maladie visible et ôter par-là toute espèce de crainte à l'acquéreur sur la présence de la fluxion : dans ce cas, si petite que soit la maladie de l'œil, il est bon de se défier et de demander une prolongation de garantie.

HERNIES INGUINALES, INTERMITTENTES OU DESCENTES.

On désigne sous ce nom, la descente momentanée de l'intestin grêle (petits boyaux) dans les bourses. Les symptômes qui caractérisent cette affection sont la présence plus ou moins douloureuse d'une tumeur chaude ou froide ; en général l'animal accuse de violentes coliques lorsque la tumeur est chaude, tandis qu'elle est peu sensible quand elle est froide ; dans l'un et l'autre cas il y a gêne dans les membres de derrière, ce qui donne à la marche un cachet particulier. Il est digne de remarque que cette affection paraît pendant le travail, et qu'elle disparaît pendant le repos ; dans tous les cas les hernies amènent souvent la mort au moment où l'on ne s'y attend pas. Le traitement est nul.

L'IMMOBILITÉ.

L'immobilité est une affection dont le siége paraît résider dans le système nerveux. Les causes qui la déterminent sont complètement inconnues ; cependant il est reconnu que les chevaux allemands et normands sont prédisposés à contracter l'immobilité.

Les symptômes sont très faciles à saisir, soit au repos, au travail ou au repas. L'animal a un air stupide, il semble étranger à tout ce qui l'entoure, les yeux sont fixes, les oreilles droites et immobiles, il prend des aliments dans sa bouche et il les conserve un temps plus ou moins long sans les mâcher. Si on lui présente un seau d'eau, il plonge son nez jusqu'au fond, et il y reste jusqu'à ce que la respiration lui manque ; mais le symptôme le plus remarquable, celui qu'il ne faut jamais oublier lorsqu'on achète un cheval, c'est l'impossibilité qu'ont les chevaux immobiles de reculer ou de tourner en cercle. Comme

toutes les maladies nerveuses , le traitement se réduit à
zéro.

MALADIES ANCIENNES DE POITRINE OU VIEILLES COURBATURES.

Les maladies anciennes de poitrine étant extrêmement
difficiles à reconnaître pendant la vie , nous renvoyons
pour leur description aux affections chroniques du pou-
mon (fressure) et des plèvres ; mais ce qu'il y a d'heu-
reux dans ces affections , c'est qu'elles sont toujours ac-
compagnées d'une irrégularité du flanc qui fait qu'on peut
rendre l'animal pour la pousse, si on ne constate pas une
maladie ancienne de poitrine.

POUSSE.

On désigne sous le nom de *pousse* , une altération de
la respiration se manifestant dans le flanc par un soubresaut encore appelé *coup de fouet*. Que cette altération
vienne d'une maladie du cœur, d'une névrose, d'une her-
nie diaphragmatique , ou d'un emphysème pulmonaire ,
elle est incurable et ne peut être que légèrement palliée.
Il est à remarquer que presque tous les bons chevaux
sont plus ou moins poussifs , ceci s'explique facilement :
l'emphysème pulmonaire étant la principale cause de la
pousse, ainsi que l'ont démontré MM. Rodet et Delafond,
il résulte que les chevaux qui ont été forcés d'exécuter
de violents coups de colliers, se sont rompu quelques vé-
sicules pulmonaires. Ce même accident peut encore arriver chez les chevaux qui tombent ou se débattent vio-
lemment dans les limons d'une voiture ; enfin une maladie de poitrine, un rhume ancien, peuvent aussi donner
la pousse. Les symptômes qui caractérisent la pousse
sont : 1° un soubresaut ou temps d'arrêt que l'on remarque dans le flanc lorsque l'animal inspire ou expire l'air

contenu dans les poumons ; 2° une toux petite, sèche et sans rappel ; 3° enfin on remarque très souvent autour des ouvertures nasales, un ou plusieurs petits flocons d'une mousse blanchâtre. La pousse est incurable ; mais on peut simuler une guérison pendant un certain temps, en donnant au cheval plusieurs purgatifs de suite, de manière à ce que la respiration ne soit pas gênée par une masse d'aliments ; enfin la poudre de digitale, l'opium, sont encore des substances qui ont la propriété d'arrêter les irrégularités du flanc. Il est donc bon de se mettre en garde contre ces manœuvres de certains vendeurs ; mais dans ces deux derniers cas il est facile de remarquer un cheval qui a été soumis à ce genre de traitement, car il est lourd, pesant et semble dormir. Lorsqu'un cheval est poussif, il faut souvent le rafraîchir, lui donner de l'avoine, de la farine d'orge, et presque pas de foin si vous voulez le conserver.

LE TIC-SANS USURE DES DENTS.

On désigne sous le nom de tic, le défaut qu'ont certains chevaux d'expulser par la bouche des gaz le plus souvent très odorants; cette expulsion a été désignée sous le nom de *rot*.

On reconnaît deux espèces de tics : l'un avec usure des dents, l'autre sans usure ; ce dernier seul est vice rédhibitoire. Les symptômes qui caractérisent cette habitude sont, dans les deux cas, l'expulsion de gaz avec bruit, la contraction des muscles de la mâchoire et du cou, et enfin la présence de dents usées ou non. Toutefois le cheval, pour effectuer cette expulsion, prend ordinairement la mangeoire, le râtelier ou sa longe.

Le tic rédhibitoire est un des vices qui prêtent le plus

à la tromperie : c'est ainsi, par exemple, que pendant que le vendeur termine le marché, un compère lime les dents du cheval afin de faire paraître le tic avec usure , et se garantir ainsi de la loi ; il faut donc se mettre en garde contre un semblable procédé.

VICES RÉDHIBITOIRES
CHEZ LES BÊTES A CORNES.
ÉPILEPSIE OU MAL CADUC. — HAUT MAL.

Cette affection étant en tout semblable à celle du cheval, nous renvoyons pour les symptômes à l'épilepsie de ce dernier.

PHTHISIE PULMONAIRE OU POMMELIÈRE. — VACHE POITRINAIRE OU TUBERCULEUSE.

La phthisie est une affection générale dont le siége principal est dans les poumons (fressure) ; elle attaque presque toujours les meilleures vaches laitières. La marche de cette maladie est très lente, elle met quelquefois quatre années pour parcourir toutes ses périodes. Les étables étroites, basses, humides, la nourriture des bêtes à cornes avec le résidu des substances qui ont servi à la fabrication de la bière, l'hérédité, sont autant de causes qui prédisposent les animaux à la phthisie ; enfin une cause bien ordinaire dans les pays de riche culture, c'est la grande quantité d'herbe que l'on donne à des vaches qui sortent rarement de l'étable et qui sont peu, pour ne pas dire jamais étrillées. Dès le début, il est fort difficile de reconnaître par l'auscultation la présence d'un tubercule dans la poitrine ; mais cependant on peut avoir de grandes craintes si la vache a une toux forte et prolongée ; si elle fléchit beaucoup lorsqu'on la pince sur l'échine en

arrière du garrot, si enfin on remarque que la quantité
de lait est plus grande qu'à l'ordinaire, et que ce lait est
moins bon et moins crémeux. Plus tard le mal est plus
sensible, la respiration devient accélérée, irrégulière et
difficile; elle offre dans le flanc un soubresaut analogue
à celui de la pousse; un fait digne de remarque, c'est
qu'à cette période les vaches ont ordinairement un désir
effrénée de voir le mâle; rarement elles emplissent, ou
alors elles donnent un produit de peu de valeur. Plus tard
enfin, tous les symptômes que nous venons de signaler
plus haut deviennent beaucoup plus apparents: la toux
est pénible, sèche et rauque; si l'on frappe avec le poing
sur les côtes, l'animal accuse de la douleur; l'application
de l'oreille sur la poitrine fait reconnaître une absence
totale du murmure respiratoire dans certains endroits;
enfin l'animal maigrit considérablement, il se météorise
(biffe) souvent, et une constipation assez opiniâtre, pré-
lude d'une diarrhée épuisante, termine presque toujours
le cours de la maladie. Le traitement curatif est nul;
quant au préservatif, on peut avoir quelques succès en
donnant des soins hygiéniques bien entendus. C'est ainsi,
par exemple, qu'une étable bien placée, grande, aérée,
éloigne la phthisie pulmonaire; que l'usage de betteraves,
de pommes de terre, de navets, a fait disparaître en partie cette maladie des environs de Paris et des pays de riche culture.

1° RENVERSEMENT DU VAGIN OU DE L'UTÉRUS | après le part
2° LES SUITES DE LA NON-DÉLIVRANCE | chez le vendeur

Les accidents rédhibitoires que nous venons d'énon-
cer étant du ressort de la parturition (vêlage), nous renvoyons à sa description pour le traitement et la manière
de se conduire dans les trois cas.

VICES RÉDHIBITOIRES
CHEZ LE MOUTON.

VARIOLE OVINE. — CLAVELÉE. — CLOUSION.

La clavelée est une affection connue depuis fort long-temps, elle est encore désignée sous le nom de picote, clou, petite-vérole ; sa marche est rapide et sa terminaison souvent malheureuse. Laurent Joubert, médecin à Montpellier, est le premier qui ait parlé de cette maladie ; mais dans ces derniers temps M. Darbovol et enfin M. Delafont, en ont donné une bonne description. La variole ovine, suivant la mortalité qu'elle occasionne, a été divisée en bénigne et en maligne : la première est peu sérieuse, tandis que la seconde est ruineuse pour les propriétaires de troupeaux atteints.

Les causes sont complètement inconnues.

On reconnaît quatre périodes dans la clavelée bénigne. La première est l'incubation : avant d'apparaître avec des symptômes propres, la maladie couve un certain temps sans se montrer, puis enfin elle se manifeste par une fièvre très intense ; la bête devient triste et se météorise souvent ; l'appétit est beaucoup moins grand qu'à l'ordinaire ; enfin des frissons généraux, un pouls petit et vite, des yeux rouges, une peau chaude et une soif inextinguible, sont autant de symptômes de la clavelée à sa première période.

L'animal va de plus en plus mal, il est affecté d'un jetage nasale, puis enfin apparaissent à la face interne des cuisses, sous le ventre, autour du nez, de la bouche, des plaques rouges au centre desquelles on aperçoit des élevures à larges bases ; plus tard ces pustules se circonscrivent, deviennent moins rouges et s'aplatissent.

A cette période succède celle de la sécrétion, et du pus se développe dans la partie malade ; alors la pustule est moins bombée qu'avant et prend une couleur opaque , quelquefois même grisâtre.

Pendant cette période, qui est la plus longue, tous les phénomènes disparaissent ; les croûtes prennent une couleur grise ou noirâtre ; elles tombent et laissent voir les petites granulations rouges-saignantes qui doivent amener la cicatrisation. La durée de cette affection est de 25 à 40 jours.

CLAVELÉE MALIGNE.

La clavelée maligne se remarque dans toutes les saisons et sur les troupeaux soumis aux règles les plus sévères de l'hygiène ; cependant les pays chauds éprouvent de plus grandes pertes que les froids. Rien n'est régulier dans la marche de cette affection ; les périodes en sont si rapides, qu'il est impossible de les distinguer. La maladie est précédée par une fièvre très intense ; il y a de la tristesse, perte de l'appétit, météorisation, rougeur de la peau et des yeux, le pouls est petit et vite, et une soif on ne peut plus ardente ; enfin on remarque autour des yeux, de la bouche, du nez, de l'anus, de la vulve, des plaques rougeâtres d'abord ; elles conservent cette couleur pendant quatre à huit jours, après quoi elles deviennent rouges, livides, en se transformant en pustules ; ces pustules s'amoncèlent par paquets et forment des plaies considérables ; un jetage rouillé sort par les naseaux, et à ce moment la vue est souvent obscurcie par un albugo (tache blanche sur l'œil) ; la respiration est tumultueuse , il y a constipation ou diarrhée infecte , et enfin, les animaux meurent le plus souvent avant l'apparition des pustules. Cependant, une fois que la suppuration est établie, il y a un

assez bon nombre de guérisons. Si la clavelée maligne
est difficile à guérir, il n'en est pas de même pour préserver les moutons de ce fléau : on y parvient en inocu-
lant la clavelée bénigne à sa deuxième période ; on ouvre
une pustule, on prend du liquide avec un instrument
pointu (bistouri, par exemple) et l'on vaccine le mouton
sain à la face interne de la cuisse ; de cette manière, on
protége tous les animaux de la clavelée maligne, de
même que l'homme est protégé de la petite-vérole lorsqu'il a été vacciné.

Le traitement consiste à mettre les moutons dans une
écurie grande, propre, bien aérée ; à leur donner des
boissons rafraîchissantes, salées ou ferrugineuses ; des
aliments de facile digestion, betteraves, pommes de terre,
navets, etc. On fera même des panades avec du bouillon
de viande pour ceux qui seront très malades ; enfin le
vin de quinquina, à la dose de trois cuillerées par jour
pour chaque mouton, produit aussi d'excellents effets.

SANG DE RATE. — COUP DE SANG.

On désigne sous ce nom une affection commune au
bœuf et au mouton ; elle attaque principalement les ra-
ces distinguées et ne se montre que trop souvent dans
les pays de plaines ou de bonne culture ; c'est ainsi, par
exemple, que la Beauce, la Champagne et les environs
de Paris, perdent annuellement une grande quantité de
moutons de cette maladie. On a remarqué que les sels
calcaires, argileux, ferrugineux, prédisposent au sang
de rate, et qu'un air vif, un temps chaud, une alimenta-
tion mal dirigée avec le trèfle, la luzerne, le sainfoin, les
vesces, les bisailles, etc., provoquent cette maladie. Dans
l'immense majorité des cas, l'animal attaqué est incura-

ble, il arrête, chancelle un instant, tombe et meurt ; mais nous devons à M. Delafond, professeur à l'Ecole vétérinaire d'Alfort, des signes précurseurs (qui arrivent avant) très précieux : le regard est vif, agité, la peau et les muqueuses sont rouges injectées; la bête attaquée est toujours une des meilleures ; les matières excrémentielles sont mollasses, sanguinolentes ; si enfin on bouche les naseaux du mouton avec la main, il urine tout rouge. Il est encore bon de faire remarquer que c'est principalement pendant le passage du chaud au froid, comme dans les nuits d'orage, que le sang de rate se montre avec une violence épouvantable. Si l'on ouvre un mouton mort du sang, on remarque que la rate est souvent dix fois grosse comme à l'ordinaire, la peau du cou et du corps est rouge injectée, les roguons sont très gros aussi, et l'urine contenue dans la vessie est rouge sanguinolente. Lorsqu'un troupeau est atteint du sang, il faut en chercher la cause; si l'on vient à la découvrir, il faut mettre les moutons dans une condition tout-à-fait opposée ; dans tous les cas, saigner les animaux, leur diminuer la ration, aérer les étables et maintenir, dans les endroits où ils séjournent, une tinette dans laquelle on met cent grammes de sulfate de soude par seau d'eau, sont les seuls moyens à employer pour faire disparaître le sang de rate ; enfin les carottes, les betteraves, les pommes de terre, les navets, sont encore des moyens précieux pour faire diminuer l'intensité du mal.

Le bœuf est également atteint du sang de rate ; les causes, les symptômes et les moyens préservatifs étant les mêmes, nous renvoyons au mouton pour la marche à suivre.

MALADIES CONTAGIEUSES

*Articles du Code pénal qui ont trait à toutes les maladies con-
tagieuses des bestiaux.*

Art. 459.

Tout détenteur ou gardien d'animaux ou de bestiaux *soupçonnés* d'être *infectés* de maladies contagieuses, qui n'aura pas
averti sur-le-champ le maire de la commune où ils se trouvent,
et qui même, avant que le maire ait répondu à l'avertissement,
ne les aura pas tenu renfermés, sera puni d'un emprisonnement
de six jours à deux mois, et d'une amende de seize francs à deux
cents francs.

Art. 460.

Seront également punis d'un emprisonnement de deux mois
à six mois et d'une amende de cent francs à cinq cents francs,
ceux qui, au mépris des défenses de l'administration, auront
laissé leurs animaux ou bestiaux infectés communiquer avec
d'autres.

Art. 461.

Si de la communication mentionnée au précédent article il es
résulté une contagion parmi les autres animaux, ceux qui auront
contrevenu aux défenses de l'autorité administrative seront punis d'un emprisonnement de deux ans à cinq ans, et d'une amende
de cent francs à mille francs, le tout sans préjudice de l'exécu-
tion des lois et règlements relatifs aux maladies épizootiques, et
de l'application des peines y portées.

Art. 462.

Si les délits de police correctionnelle dont il est parlé au précédent chapitre ont été commis par des gardes-champêtres ou
forestiers, ou des officiers de police, à quelque titre que ce soit,
la peine d'emprisonnement sera d'un mois au moins et d'un
tiers au plus en sus de la peine la plus forte qui serait appliquée
à un autre coupable du même délit.

*Arrêt du Conseil d'Etat du Roi, pour prévenir les dangers des
maladies des animaux, et particulièrement de la morve.*

Du 16 juillet 1784.

Le Roi étant informé des ravages qu'occasionnent sur les animaux, dans différentes provinces de son royaume, les maladies

contagieuses dont ils sont attaqués, notamment celle de la *morve*;
et considérant que cette maladie, contre laquelle on n'a trouvé
jusqu'à présent aucun remède curatif, se communique, se pro-
page et se perpétue par toutes sortes de voies; que l'écurie où un
cheval atteint de la morve n'a fait que passer, les harnois et tout
ce qui lui a servi, reçoivent et communiquent ce vice épidémi-
que, qui ne tarde pas à se développer; qu'une des causes prin-
cipales de la contagion ne peut être attribuée qu'à la négligence
et à un intérêt mal entendu des propriétaires, marchands de
chevaux et de bestiaux, qui, au lieu de déclarer le mal dès son
principe, cherchent à le déguiser, jusqu'à ce que les animaux
qui en sont atteints soient absolument hors d'état de service;
que des écarrisseurs et autres, après avoir acheté des chevaux
et bêtes frappés de mal, sous prétexte de les guérir ou de les
abattre, en font un trafic funeste, même dans la vente des parties
mortes; Sa Majesté jugeant nécessaire de réprimer des abus aussi
contraires à l'agriculture et au commerce, et voulant y pourvoir:
ouï le rapport du sieur de Calonne, conseiller ordinaire au conseil royal, contrôleur général des finances, le Roi, étant en son
conseil, a ordonné et ordonne ce qui suit:

ART. 1er.

Toutes personnes, de quelque qualité et condition qu'elles
soient, qui auront des chevaux et bestiaux atteints ou soupçonnés
de la *morve* ou de toute autre maladie contagieuse, telles que
le *charbon*, la *gale*, la *clavelée*, le *farcin* et la *rage*, seront tenues,
à peine de cinq cents francs d'amende, d'en faire sur-le-champ
leur déclaration aux maires, échevins ou syndics des villes, bourgs
et paroisses de leur résidence, pour être, lesdits chevaux et bestiaux, vus et visités sans délai, en la présence desdits officiers,
par les experts vétérinaires les plus prochains, lesquels se trans-
porteront à cet effet dans les écuries, étables et bergeries, pour
reconnaître et constater exactement l'état des chevaux et animaux qui leur auront été déclarés.

ART. 2.

Autorise, Sa Majesté, les sieurs intendants et commissaires
départis dans les différentes provinces du royaume, à nommer
autant d'experts qu'ils le jugeront à propos pour lesdites visites,

choisis par préférence parmi *les élèves des écoles vétérinaires* ; à leur défaut, parmi *les maréchaux ou autres , qui auront les certificats d'étude et de capacité du directeur de l'école vétérinaire , ou qui auront subi un examen sur les demandes qui leur seront faites en présence dudit sieur commissaire par deux artistes vétérinaires du département*.

ART. 3.

Seront tenus, lesdits experts, de *prêter leur ministère* toutes fois et quantes ils seront *requis* par les officiers de *maréchaussée, subdélégués , officiers municipaux et syndics* , pour examiner les chevaux et bestiaux suspects, comme aussi de se transporter à cet effet dans les marchés publics et dans les écuries des maîtres de postes , des entrepreneurs de messageries ou roulages et loueurs de chevaux , même aussi dans les écuries , étables et bergeries des particuliers, sur les déclarations et dénonciations de mal contagieux qui auraient été faites à leur égard, en se faisant toutefois, audit cas, *autoriser* par le juge du lieu, et *accompagner d'un officier municipal* ou *du syndic de la paroisse*. Fait défenses, Sa Majesté, à toutes personnes de refuser l'entrée de leurs écuries, étables et bergeries auxdits experts *ainsi assistés*, et d'apporter aucun obstacle à ce qu'il soit procédé, conformément à ce que dessus, auxdites visites, dont il sera dressé procès-verbal, lors duquel, en cas de difficultés, les parties intéressées pourront faire tels dires et réquisitions qu'elles aviseront, et il y sera statué , provisoirement et sans aucun délai , par le juge qui aura autorisé la visite.

ART. 4.

Défenses sont faites à tous *maréchaux, bergers* et *autres* , de *traiter* aucun animal attaqué de la maladie contagieuse et pestilentielle, *sans en avoir fait la déclaration aux officiers municipaux ou syndics de leur résidence*, lesquels en rendront compte sur-le-champ au subdélégué , qui fera appliquer sans délai sur le front de la bête malade un cachet en cire verte portant ces mots : ANIMAL SUSPECT ; pour, dès cet instant, être, les chevaux ou autres animaux qui auront été ainsi marqués, conduits et enfermés dans *des lieux séparés et isolés*. Fait pareillement défense, Sa Majesté, à toutes personnes de les laisser communiquer avec d'autres animaux, ni de les laisser vaguer dans des pâturages communs; le tout sous la même peine d'amende.

Art. 5.

Les chevaux qui auront été attaqués de la *morve*, et les autres bestiaux dont la *maladie contagieuse aura été reconnue incurable par les experts*, seront abattus sans délais, ensuite *ouverts par lesdits experts*, lesquels appelleront à l'abattage et ouverture desdits animaux un officier municipal ou syndic, qui en dressera procès-verbal, pour être envoyé audit sieur commissaire départi ou à son subdélégué; et ce procès-verbal contiendra en détail le genre et le caractère de la maladie de l'animal, et les précautions pour éviter la contagion.

Art. 6.

Les chevaux et bestiaux morts et abattus pour cause de morve, ou de toute autre maladie contagieuse pestilentielle, *seront enterrés (chairs et ossements)* dans des fosses de trois mètres vingt centimètres (dix pieds) de profondeur, qui ne pourront être ouvertes plus près de cent quatre-vingt-quatorze mètres dix-huit décimè res (cent toises) de toute habitation, et les peaux en seront tailladées; les écuries dans lesquelles auront séjourné des chevaux morveux, ainsi que les étables et bergeries qui auront servi aux animaux attaqués de maladies contagieuses, seront, à *la diligence des officiers municipaux et experts*, aérées et purifiées; lesdits lieux ne pourront être occupés par aucuns autres animaux que lorsqu'ils auront été purifiés, et qu'il se sera écoulé un temps suffisant pour en ôter l'infection; les équipages, harnois, colliers, *seront brûlés* ou *échaudés*, conformément à ce qui sera prescrit par le procès-verbal d'abattage qui aura été dressé, et dont sera laissé copie, pour, par les propriétaires ou autres, s'y conformer, ainsi qu'à toutes les précautions qui auront été indiquées par les *experts*, à l'effet d'éviter la contagion; le tout sous la même peine de cinq cents francs d'amende.

Art. 7.

Fait, Sa Majesté, défenses, sous les mêmes peines, à tous marchands de chevaux et autres, *de détourner*, sous quelque prétexte que ce soit, *rendre* ou *exposer en vente*, dans les *foires* et *marchés*, ou *partout ailleurs*, des chevaux ou bestiaux *atteints* ou